ÉTUDE SCIENTIFIQUE

sur les

DENTIFRICES

PAR

J. MIRAN

Chirurgien-Dentiste, Lauréat, exerçant

M. J. MIRAN, Chirurgien-Dentiste-Lauréat, *a l'honneur de porter à votre connaissance qu'il vient, sur la demande de sa nombreuse et sympathique clientèle, de livrer au commerce ses Dentifrices* « Scientific » *et son Fil de Soie dentaire stérilisé.*

Il vous prie de vouloir bien vous donner la peine de lire la petite brochure scientifique qu'il se permet de soumettre à votre lecture. Cette étude réellement scientifique est d'autant plus intéressante qu'elle est unique dans son genre, jamais pareille publication n'a été faite sur les Dentifrices.

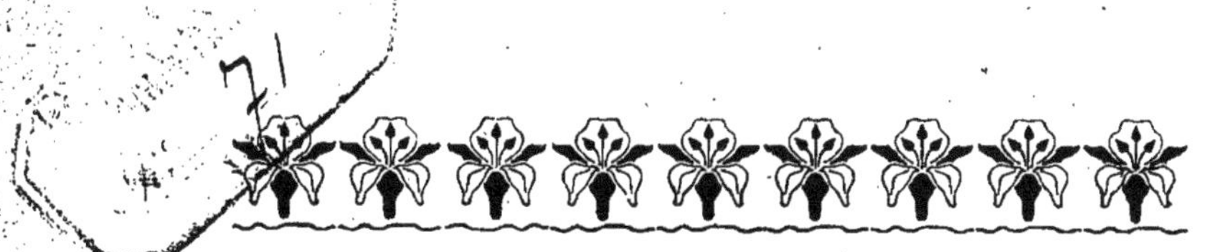

ÉTUDE SCIENTIFIQUE

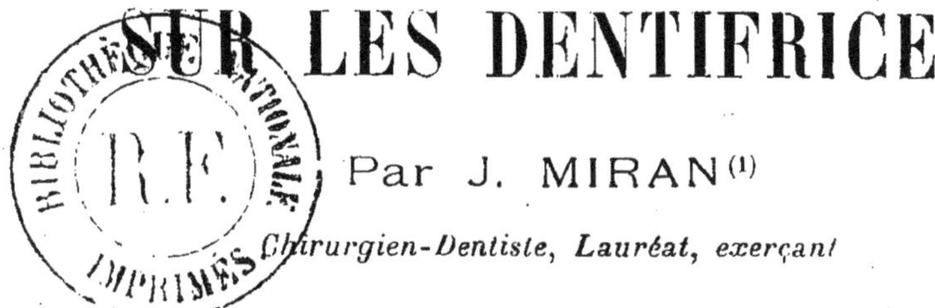

SUR LES DENTIFRICES

Par J. MIRAN[1]

Chirurgien-Dentiste, Lauréat, exerçant

Chirurgien — Dentiste — Lauréat et exerçant cette profession depuis quinze ans, je viens en cette qualité mettre au point une question sur laquelle le public est très perplexe.

J'entends journellement me demander dans mon cabinet d'opérations : « *Quel est le meilleur dentifrice* ». — Pour répondre à cette question qui m'a été mille et mille fois posée, je viens indiquer à mes lecteurs les renseignements nécessaires pour qu'ils soient à même de choisir eux-mêmes le meilleur dentifrice. — Je leur exposerai dans ce court aperçu les qualités qu'on doit

(1) J. Miran est l'auteur de nombreuses publications scientifiques, entre autres : *Contribution à l'étude de l'antisepsie en chirurgie dentaire.*

Nos dents. — *Stovaïne et Adrénaline* (découverte anesthésique). *Dangers des cautérisations au crayon de nitrate d'argent.* — Le *Fluorure de calcium, comme élément reminéralisateur des dents*, etc. etc...

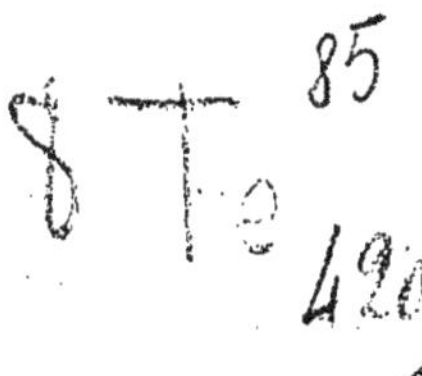

exiger d'un bon dentifrice, les connaissances spéciales et étendues qu'il faut pour sa composition. — Je leur dirai également sous quelle forme il faut employer les dentifrices, comment l'on doit se brosser les dents. Je leur parlerai enfin d'un nouveau procédé pour préserver efficacement les dents contre la carie.

Les Dentifrices sont des préparations destinées à entretenir en bon état la bouche et les dents.

Par les divers éléments qu'ils contiennent, ils doivent combattre l'action néfaste des microbes ; cause de la carie et de l'irritation de la muqueuse buccale. Mais, pour qu'un dentifrice puisse produire cet effet, il faut que toutes les substances qui le composent soient choisies et combinées d'une façon compétente et scientifique. La fabrication des Dentifrices réellement dignes de ce nom exige par conséquent des connaissances spéciales, très approfondies de bactériologie buccale et dentaire. Or : « *Tout le monde fabrique des Dentifrices excepté les Dentistes* ».

Tout le monde fabrique des Dentifrices excepté les Dentistes ! bien que cette affirmation paraisse paradoxale, elle n'est malheureusement que trop vraie, trop réelle.

En effet, de tous les Dentifrices qui se vendent dans le commerce je n'en connais pas un qui soit fabriqué par un Dentiste. Et pourtant le Dentiste n'est-il pas le seul et unique spécialiste qui soit compétent en matière dentaire, le seul qui soit à même de fabriquer des Dentifrices basés sur des recherches et expériences bactériologiques. — Le seul par conséquent, d'après la science et même d'après la simple logique qui soit capable de donner au public des mélanges dentifrices scientifiquement efficaces et inoffensifs. Que penserait-on d'un Dentiste qui s'aviserait de fabriquer des potions contre les coliques hépatiques ou de la parfumerie ou des lotions contre la chute des cheveux. Chacun ne connaît que sa spécialité ». En effet, on peut très bien savoir traiter une maladie, fabriquer un parfum, une lotion contre les pellicules ou pour teindre les cheveux et ignorer totalement les qualités que doit avoir un bon dentifrice.

A la suite d'études très approfondies sur l'Antisepsie et l'Asepsie en chirurgie dentaire, j'ai publié une étude sur la « Contribution à l'étude de l'Antisepsie en chirurgie dentaire ». J'étais donc à même de mener à bonne fin mes recherches en matière de Dentifrices et je suis arrivé, après quinze années de recherches opiniâtres, à la découverte des mélanges qui m'ont donné les meilleurs résultats. J'ai expérimenté d'abord sur moi-même ces Dentifrices, ma clientèle en ayant ensuite fait l'essai s'en est montrée si satisfaite qu'elle m'a invité à les mettre dans le commerce. Donc pour répondre au désir de ma nombreuse clientèle dentaire d'abord et aussi pour faire bénéficier tout le monde des heureux effets de mes Dentifrices, je me suis décidé à m'occuper de la fabrication des Dentifrices, que j'ai l'honneur de soumettre à l'intelligente appréciation du public.

Prière de ne pas confondre les Dentifrices J. MIRAN avec ceux qui se vendent déjà dans le commerce.

Je suis convaincu d'avance qu'on ne confondra pas mes Dentifrices avec ceux qui existent déjà dans le commerce. Mes Dentifrices sont fabriqués d'une façon scientifique, professionnelle, dentaire pour ainsi dire et basés sur l'expérimentation. Les multiples éléments qui les composent sont des produits purement naturels, tout à fait inoffensifs, par conséquent ne contiennent aucune substance toxique, ni caustique. Les élixirs dentifrices doivent contenir de l'alcool ; or on extrait de l'alcool même de la sciure de bois et d'une substance encore moins propre que je n'ose nommer. Au contraire mes Dentifrices sont uniquement constitués par des substances purement naturelles, végétales de première qualité. Du reste, mes Dentifrices ne craignent aucune analyse... je m'en voudrais de porter atteinte à ma réputation en présentant au public des Dentifrices indignes de sa confiance.

Sous quelle forme doit-on employer les Dentifrices ?

L'Elixir et la Poudre sont les deux formes de Dentifrice qui répondent le mieux au besoin de l'hygiène de la Bouche et des Dents. L'Elixir, étant un liquide, va dans tous les coins et recoins de la Bouche et des Dents, baignant ainsi toute la muqueuse buccale et toutes les dents, baignant ces dernières sur toutes leurs faces ; ce qui assure à la bouche une prophylaxie réellement efficace.

Alors que les savons et les pâtes dentifrices n'agissent, si toutefois ils agissent, que là où on les pose, c'est-à-dire que leur action est tout à fait locale ; c'est pourquoi je ne conseille jamais l'emploi des savons et pâtes dentifrices. Faut-il encore que les savons et les pâtes dentifrices soient inoffensifs et scientifiquement inoffensifs. Quoi de plus sain que le miel et pourtant un produit à base de miel est très nuisible en l'espèce, car le miel attaque l'émail des dents. Les pâtes dentifrices se font soit avec de la glycérine soit avec du miel.

Si on veut opérer d'une façon classique et surtout d'une façon inoffensive on doit employer de la glycérine anglaise 30°, et non du miel dans la fabrication des pâtes dentifrices.

Quant à la poudre dentifrice, elle exerce surtout deux actions bien définies : 1° Celle de blanchir les dents et il n'y a que la poudre et la poudre seule qui, par son action purement mécanique, puisse blanchir les dents ; 2° celle de dissoudre dans une certaine mesure le tartre dentaire ; concrétion calcaire secrétée par les glandes salivaires et déposée ensuite sur les dents par la salive qui lui sert de véhicule. — L'Elixir et la Poudre, telles sont les formes logiques et scientifiques sous lesquelles on doit employer les dentifrices, voilà pourquoi je présente mes Dentifrices au public sous ces deux formes-là et cela pour les raisons que je viens de développer, l'Elixir prévenant la carie dentaire et la poudre blanchissant les dents et dissolvant le tartre. L'emploi de l'Élixir et de la Poudre répond à tous nos desiderata en ce qui concerne l'hygiène de la bouche et des dents. En effet que demandons-nous aux dentifrices : 1° qu'ils préservent nos dents de la carie ; 2° qu'ils blanchissent nos dents ; l'Elixir réalise notre premier désir et la Poudre répond à notre seconde attente.

ELIXIR DENTIFRICE

Ici je me permettrai de vous rappeler le proverbe latin : « *Primum non nocere* », d'abord ne pas nuire. En effet un bon dentifrice doit être d'abord :

1° Inoffensif (si tel ou tel dentifrice est sans action bienfaisante, au moins qu'il ne contienne aucun élément nuisible).

2° Ensuite un bon élixir dentifrice doit mousser ; car nous avons toujours sur les dents du mucus (surtout la nuit) et des matières grasses qu'il faut d'abord faire disparaître pour que les différentes substances qui entrent dans la composition si complexe du dentifrice puissent baigner les dents et agir d'une façon réellement efficace ; la couche graisseuse et le mucus qui couvrent les dents forment cuirasse pour ainsi dire et empêchent ainsi le contact intime des différents éléments constitutifs du dentifrice avec les dents. *Que doit-on employer dans les dentifrices pour faire mousser ?* On ne doit incorporer dans les dentifrices ni produits chimiques, ni savon, les savons les plus purs et les plus neutres qui se vendent dans le commerce, même les savons de toilette de prix peuvent contenir des substances caustiques, entre autre de la potasse caustique ; causticité qui ne présenterait pas d'inconvénient en dehors de la bouche ; alors qu'elle en présenterait un gros si le savon était employé pour le soin de la bouche. Donc il ne faut mettre dans les dentifrices pour les faire mousser qu'un produit naturel, végétal, inoffensif.

3°. — Antiseptique : Un bon dentrifrice doit être antiseptique. Mais tous les antiseptiques ne peuvent pas être prescrits pour le soin de la bouche.

Pour s'en convaincre il faut avoir étudié de très près les propriétés respectives et le mode d'action de tous les antiseptiques. Il serait trop long de rapporter ici les résultats bactériologiques très concluants de mes propres recherches à cet égard. Tous les produits ne sont pas antiseptiques au même degré, tous n'agissent pas de la même façon, leur action n'est pas égale sur tous les microbes. Ainsi l'acide borique n'a aucune action dans les dentifrices parce qu'il est le plus faible des antiseptiques. Bien que le sublimé soit le plus puissant des antiseptiques, il ne peut non plus être utilisé dans les dentifrices, d'abord parce qu'il est très toxique, ensuite parce qu'il noircit les dents et n'agit que sur les microbes aérobies, leur enlevant l'oxygène dont ils ont besoin pour vivre, (les aérobies, d'après Pasteur sont les bacilles qui sont incapables de vivre en dehors de la présence du gaz oxygène libre, d'après lui les aérobies constitueraient les azymiques).

Quant à l'acide phénique ou phénol ordinaire, (synonyme acide carbolique), il ne peut être incorporé dans les dentifrices et cela pour les raisons suivantes :

1° parce que c'est un produit chimique,

2° parce qu'il est très caustique,

3° parce que, pour qu'il agisse, il faut que la solution soit très concentrée et qu'il reste en contact avec la surface à désinfecter très longtemps. Or lorsque l'acide phénique est employé à une solution concentrée et qu'il séjourne longtemps sur une plaie, il devient particulièrement caustique au point de déterminer la gangrène, cette gangrène est connue en chirurgie sous le nom de gangrène phéniquée. Du reste, c'est pour cette raison même, qu'aujourd'hui l'acide phénique est complètement banni de la chirurgie moderne. Donc, pour savoir distinguer le bon antiseptique du mauvais, il faut avoir fait des études très approfondies sur l'antisepsie et l'asepsie chirurgicales. En ce qui concerne les dentifrices on ne peut employer qu'un ou deux antiseptiques qui ne sont pas des substances médicamenteuses, les seuls qui présentent toutes les garanties au point de vue action spéciale et élective sur les dents et au point de vue innocuité. On ne peut faire usage d'antiseptiques chimiques, mais d'antiseptiques naturels qui, en séjournant peu de temps dans la bouche agissent efficacement sur les dents et cela sans détruire les cellules de l'épithélium et des dents.

4°. — **Stimulant :** Comme notre organisme tout entier, notre muqueuse buccale y compris nos gencives, a besoin d'être stimulée, cela donne pour ainsi dire un coup de fouet à la circulation sanguine et aux glandes salivaires ; ce qui entretient et renforce la phagocytose buccale et les propriétés de chimiotactisme positif

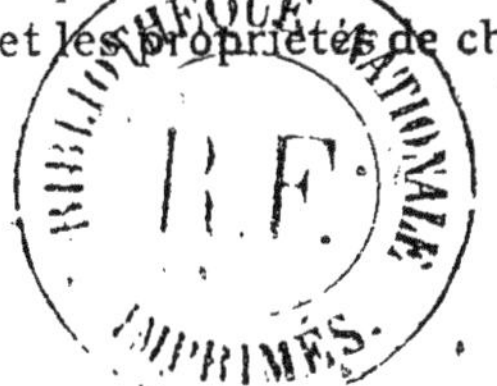

de la salive. Un bon dentifrice doit être stimulant. Point n'est besoin d'ajouter que le stimulant employé doit être efficace et surtout inoffensif.

5°. — **Astringent :** Il est très peu de personnes dont les gencives n'aient pas de tendance à s'enflammer, à s'irriter. Ainsi chaque fois que nos gencives saignent en nous brossant les dents, c'est qu'elles sont irritées. si elles n'étaient pas irritées elles ne saigneraient pas. Cette irritation des gencives est très souvent due à la présence de tartre sur les dents, tartre que le brossage n'est pas capable d'enlever ; d'où la nécessité de se faire faire un nettoyage par son dentiste tous les six mois ou au moins tous les ans, c'est pour combattre cette tendance des gencives à l'inflammation qu'un bon dentifrice doit être astringent. Cette action astringente doit, bien entendu, s'exercer d'une façon inffensive, autrement elle produirait l'effet contraire.

6°. — **Alcalin :** La plupart des salives sont acides ; ce qui constitue la cause essentielle de la carie dentaire. Il faut donc que le dentifrice soit alcalin et cela pour neutraliser l'acidité de la salive. Moins une salive est acide moins il y a de chances de carie, aussi je conseille aux personnes qui ont la salive très acide, de sucer après chaque repas une pastille de sel de Vichy ; le sel de Vichy dissous dans la salive passe dans les glandes salivaires et est sécrété par ces mêmes glandes et revient ainsi dans le milieu buccal, exerçant deux fois son action alcaline, alors que les rinçages de bouche à l'eau de Vichy ou à l'eau bicarbonatée sodique ne produisent qu'un effet passager ; les glandes salivaires n'intervenant pas dans ce cas ; un bon dentifrice doit donc être alcalin.

7°. — **Le goût :** Un dentifrice doit être autant que possible quelque peu parfumé, bien que la question du parfum en matière de dentifrice soit tout à fait secondaire, il ne peut en effet influer sur la qualité bonne ou mauvaise d'un dentifrice.

Le parfum ne constitue pas dans les dentifrices l'élément actif; les quelques gouttes d'essence que l'on incorpore aux dentifrices n'ont aucune action sur les dents ; si ce n'est celle de parfumer la bouche et rendre l'usage du dentifrice plus facile et plus agréable.

J'insisterai cependant sur la qualité des parfums ; car il y a essence et essence, il y a des essences synthétiques ; c'est-à-dire des essences chimiques, il y a aussi des essences naturelles ; ces dernières coûtent naturellement beaucoup plus cher, il n'y a pas de comparaison ; mais elles donnent toutes les garanties, l'emploi des essences naturelles ne présentant aucun danger. Je m'élèverai contre l'emploi de tous ces soi-disant parfums qui donnent aux dentifrices un goût de pharmacie et qui laissent dans la bouche une odeur d'hôpital que je sens malheureusement tous les jours au cours de mes consultations et de mes opérations.

POUDRE DENTIFRICE

La poudre dentifrice produit sur les dents différents effets bienfaisants, mais elle y exerce surtout deux actions bien déterminées :

1° Une action mécanique, celle de blanchir les dents.

2° Celle de dissoudre le tartre dans une certaine mesure.

La poudre dentifrice doit présenter naturellement les mêmes qualités que l'élixir, de plus elle doit être très finement pulvérisée, impalpable pour ainsi dire ; dans le cas contraire elle userait l'émail des dents, ce qui constituerait une porte d'entrée aux microbes. On doit exclure avec soin toutes les substances qui ne sont pas solubles dans la salive par exemple la pièce ponce et le corail ; ces deux substances, étant insolubles, se déposent entre la gencive et la dent produisant ainsi l'irritation, le décollement de l'une et l'ébranlement de l'autre. En outre ces deux substances, par leur action trop énergique, sont susceptibles de produire l'usure de l'émail. L'emploi de poudre de charbon doit être également proscrit, d'abord parce qu'elle a une action destructive considérable sur l'émail des dents et cela bien que le charbon soit finement porphyrisé, ensuite parce qu'elle tache en bleu les gencives ; coloration bleuâtre qui persiste pendant des années et des années parfois toute la vie, même après en avoir abandonné l'emploi.

Composer une poudre dentifrice remplissant toutes ces conditions n'est pas chose facile, cela demande bien des connaissances spéciales ; car, ici aussi, je dirai « *Primum non nocere* ». En effet, il ne s'agit pas d'employer des substances nuisibles sous prétexte de blanchir les dents et de dissoudre le tartre.

Il existe bien des substances qui blanchiraient en un clin d'œil les dents et dissolveraient le tartre, malheureusement ces substances sont particulièrement dangereuses pour les dents et l'organisme tout entier. Mais, me direz-vous, pour éviter tous ces inconvénients faut-il encore connaître et bien connaître les propriétés des substances que l'on emploie dans la fabrication des dentifrices. Qui plus qu'un Chirurgien-Dentiste Spécialiste est compétent en la matière et peut offrir plus de garantie et inspirer plus de confiance en matière de dentifrices.

Par ce modeste exposé, l'on voit les qualités multiples que doit remplir un bon élixir et une bonne poudre dentifrices, et quelles connaissances il faut pour composer et livrer au public un bon dentifrice digne de ce nom, un dentifrice que l'on peut employer et recommander en toute confiance. Et je serai très heureux, si en apportant ici ma compétence professionnelle et spéciale et le fruit de mes 15 années de recherches bactériologiques, (recherches se rapportant à l'étude des dentifrices) je puis faire bénéficier le public des heureux effets de mes dentifrices ; les seuls qui soient fabriqués, je le crois du moins, par un chirurgien-dentiste-spécialiste et vendus dans le commerce. Je suis donc bien aise de penser que le public a enfin à sa disposition des dentifrices fabriqués par un spécialiste, des dentifrices spéciaux n'ayant aucun rapport avec tous les autres dentifrices qui se vendent déjà dans le commerce. Et je suis pleinement convaincu que tous ceux qui me feront l'honneur de se servir de mes dentifrices en auront pleine et entière satisfaction, car je suis sûr de l'efficacité réelle de mes dentifrices ; efficacité qui a été attestée par ma nombreuse et intelligente clientèle qui vient me consulter tous les jours pour les dents, clientèle qui m'a elle-même engagé à livrer mes Dentifrices au commerce afin de faire bénéficier tout le monde de leurs propriétés bienfaisantes.

MODE D'EMPLOI

Pour opérer d'une façon classique, rationnelle et réellement efficace, on doit se brosser les dents et se servir d'un bon Elixir dentifrice après chaque repas ou en tout cas au moins au lever ou aussitôt après le petit déjeuner ; la nuit il s'accumule sur les dents et sur toute la muqueuse buccale du mucus et des débris épithéliaux. Mettre 10 gouttes d'Elixir dans un demi-verre d'eau *franchement tiède*[1] (de préférence de l'eau

(1) Pour faire compte-gouttes, dévisser la calotte et tenir le flacon horizontalement en ayant soin qu'un des trous de la calotte soit dirigé vers le sol.

bouillie). Prendre de ce mélange à plusieurs reprises, l'agiter fortement en bouche ; de façon à le faire bien mousser et se brosser en même temps les dents. Une fois le dit mélange épuisé, se rincer fortement la bouche avec *un bon verre* d'eau tiède pure.

Quant à la Poudre Dentifrice, on doit en faire usage 3 ou 4 fois par semaine pour entretenir les dents blanches et dissoudre le tartre dans la mesure du possible. Pour cela saupoudrer largement la brosse à dents préalablement mouillée, et après avoir pris une gorgée d'eau franchement tiède se frotter les dents. Une fois les dents bien brossées avec la poudre, se rincer *fortement la bouche* avec *un bon verre* d'eau tiède (de l'eau bouillie de préférence). Les personnes qui, pour une raison quelconque voudraient se servir tous les jours de ma poudre dentifrice, pourraient le faire sans aucun inconvénient, ma Poudre comme mon Elixir est absolument inoffensive et possède les mêmes qualités. L'emploi quotidien de l'Elixir et celui de la Poudre 3 ou 4 fois par semaine répond largement et efficacement au besoin de l'hygiène de la bouche et des dents.

En se conformant strictement à cette prescription, on diminue sensiblement, considérablement les chances de carie, on les réduit dans une très grande proportion.

On ne peut dire évidemment que les dents ne se gâteront plus par l'emploi de mes Dentifrices, on est immunisé contre la carie dentaire, aucune substance, aucun procédé au monde n'étant capable de produire cet effet. Non, cela serait du pur et grossier charlatanisme ; pareille affirmation serait indigne d'un praticien comme moi qui parle au nom de la science dont je ne suis que le modeste porte-parole.

Comment doit-on se brosser les dents ?...

D'abord les personnes qui n'ont pas les gencives très sensibles et les dents pas trop branlantes, devraient se servir d'une brosse de crin plutôt dure. L'action de la brosse est une action mécanique qui ne peut se produire qu'autant que la brosse est dure ; à moins qu'on n'ait des gencives qui saignent facilement ou des dents qui branlent. Du reste les personnes dont les gencives saignent en se brossant les dents devraient se faire nettoyer les dents par un dentiste. Une fois le tartre enlevé par le nettoyage, le brossage des dents finirait par raffermir les gencives qui ne saigneraient plus. — Dans le maxillaire du haut, on doit se brosser les dents de haut en bas et dans le maxillaire du bas de bas en haut. En se les brossant autrement, comme on a, du reste, en général l'habitude de le faire, on refoule entre les dents ce qu'on enlève sur la couronne même des dents.

Nouveau procédé pour préserver les dents contre la carie.

Mais malheureusement la brosse ne passe pas partout, dans tous les coins et recoins des dents, la brosse passe bien sur la couronne des dents, il lui est matériellement impossible de passer entre les dents. Comment donc suppléer à ce défaut de la brosse à dents ?... On peut y remédier avantageusement en se servant de fils de soie dentaires stérilisés et ayant subi un traitement spécial.

C'est un fil de soie très résistant que l'on se passe entre les dents, partout et entre celles du haut et entre celles du bas. — De cette façon on est sûr de ne pas avoir de carie entre les dents. Or les dents se carient beaucoup plus facilement dans les interstices que sur la couronne même et cela parce que la brosse à dents ne peut passer entre les dents. Dans ces conditions les chances de carie sont réduites à leur plus simple expression. Comme la carie dentaire est due à l'action néfaste des fermentations acides provenant des débris alimentaires, justement le fil de soie dentaire enlève

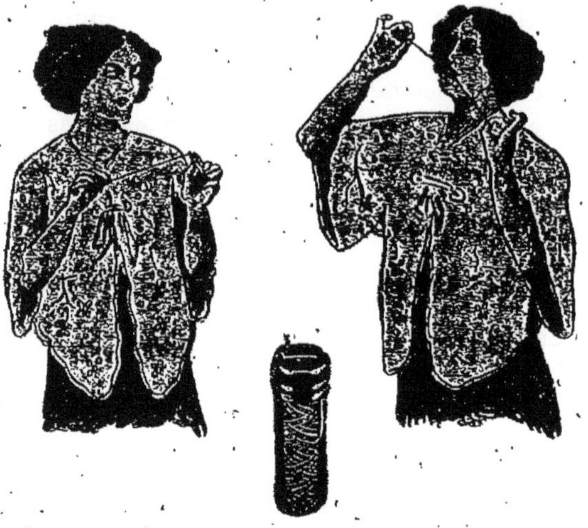

tous les dépôts alimentaires et épithéliaux qui se trouvent entre les dents, supprimant par le fait même la cause initiale de la carie.

(Passez le fil de soie spécial tous les jours si cela est possible ou bien 3 ou 4 fois par semaine au moins et de préférence le soir avant de se coucher). Aucun autre procédé que le passage du fil de soie stérilisé ne serait capable d'assurer aux dents le nettoyage réel et complet des points que la brosse à dents ne peut atteindre.

Je conseille depuis nombre d'années l'emploi de ce fil de soie spécial, et toutes les personnes qui en ont fait l'expérience en ont été fort satisfaites et regrettent que ce fil ne soit pas vendu dans le commerce.

C'est donc pour répondre au désir maintes fois exprimé de ces nombreuses personnes, que je me suis décidé à remettre mon Fil de soie spécial chez les dépositaires de mes Dentifrices. Les personnes qui désireraient en avoir voudront bien se donner la peine de s'adresser dans leur ville à une bonne pharmacie ou bien à une maison vendant de la bonne parfumerie où elles trouveront en même temps mes Dentifrices et mon Fil de soie dentaire.

CONCLUSION :

Si l'on employait mon Elixir Dentifrice après chaque repas (en tout cas au moins une fois par jour) et ma Poudre 3 ou 4 fois par semaine. Si on se brossait les dents de la façon que je viens d'exposer et après chaque repas et si enfin on se passait tous les jours entre les dents mon Fil de soie dentaire stérilisé, je puis affirmer d'une façon certaine qu'on réduirait les chances de carie dans la proportion de **95 pour 100** ; ce qui n'est pas peu dire. Tout le monde pourrait obtenir ce merveilleux résultat, si toutefois on voulait bien se conformer strictement à mes prescriptions. Je serai fort heureux de voir très nombreuses les personnes qui mettront en pratique mes conseils, parce que dans ce cas très nombreuses aussi seraient les personnes qui soustrairaient leurs jolies dents aux ravages de la carie.

Alors j'aurai atteint le but humanitaire que je poursuis et ma consolation sera très grande ; car j'aurai contribué à sauver les dents d'un très grand nombre de personnes ; ce qui constituerait pour moi la meilleure des récompenses. Puisse mon vœu se réaliser dans l'intérêt de tout le monde !...

J. MIRAN

Chirurgien-Dentiste Lauréat de la Faculté de Médecine

Vannes (Morbihan).

N. B. — Dans l'intérêt général, prière de vouloir bien recommander la lecture de cette modeste brochure scientifique à toutes les personnes dont la santé vous intéresse.

Je puis affirmer, et je n'ai pas peur d'être démenti, que mes Dentifrices sont exclusivement composés de substances naturelles, de substances actives de premier choix, il m'a été malheureusement impossible dans ces conditions d'établir des prix plus bas que ceux qui figurent sur mes flacons et boîtes ; ce qui prouve une fois de plus que je n'ai visé dans la composition de mes Dentifrices que l'effet thérapeutique, sans me soucier outre mesure de leur prix de revient, ayant à cœur, avant tout, de présenter au public des préparations de 1er choix, des préparations dignes de sa confiance. Du reste, n'est-il pas vrai qu'en l'espèce, la question de prix n'est qu'accessoire, si l'on est en possession d'un vrai dentifrice, d'un dentifrice qui agit réellement dans la bouche et non sur les prospectus.

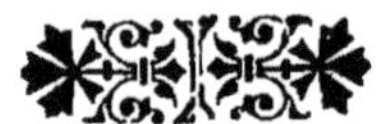

Vannes. — Imp. LAFOLYE Frères.

www.ingramcontent.com/pod-product-compliance
Ingram Content Group UK Ltd.
Pitfield, Milton Keynes, MK11 3LW, UK
UKHW020500220726
13923UKWH00006B/2674

9 782019 297329